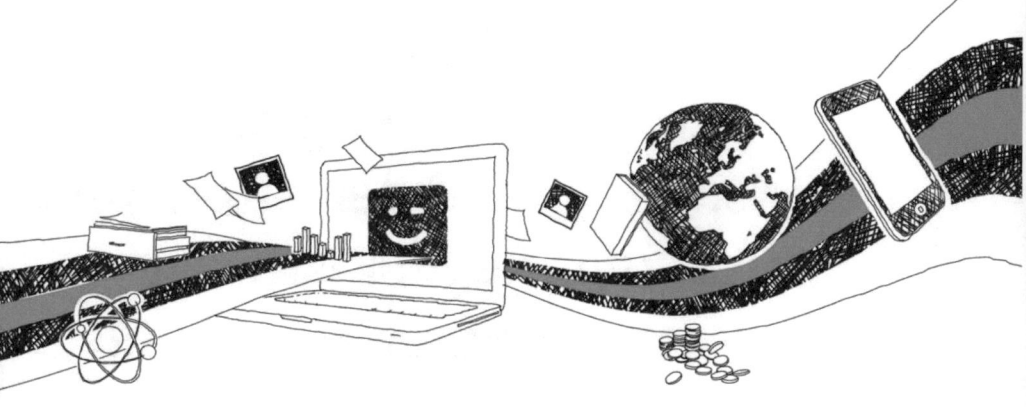

Die G-BA Richtlinie über die Festlegung ärztlicher Tätigkeiten zur Übertragung auf Berufsangehörige der Alten- und Krankenpflege. Bisherige Ausgestaltung, Chancen und Problematiken

Ivana Doktor

GRIN ☺

Bibliografische Information der Deutschen Nationalbibliothek:

Die Deutsche Nationalbibliothek verzeichnet diese Publikation in der Deutschen Nationalbibliografie; detaillierte bibliografische Daten sind im Internet über http://dnb.d-nb.de abrufbar.

ISBN: 9783346362261
Dieses Buch ist auch als E-Book erhältlich.

© GRIN Publishing GmbH
Nymphenburger Straße 86
80636 München

Druck und Bindung: Books on Demand GmbH, Norderstedt Germany
Gedruckt auf säurefreiem Papier aus verantwortungsvollen Quellen

Das Buch bei GRIN: https://www.grin.com/document/994050

Technische Universität Berlin

Fakultät: Management im Gesundheitswesen

Modul: HPE 2a – Management von gesundheitsrelevanten Organisationen und Systemen

Der Hintergrund, die bisherige Ausgestaltung und die Chancen und Problematiken der G-BA Richtlinie über die Festlegung ärztlicher Tätigkeiten zur Übertragung auf Berufsangehörige der Alten- und Krankenpflege zur selbständigen Ausübung von Heilkunde im Rahmen von Modellvorhaben nach § 63 Abs. 3c SGB V

Eingereicht von: Ivana Doktor

am: 11.05.2020

Inhaltsverzeichnis

Abkürzungsverzeichnis

Abs.   Absatz

EKG   Elektrokardiogram

Etc.   Et cetera

G-BA   Gemeinsamer Bundesausschuss

I.V.m.   in Verbindung mit

SGB V   Fünftes Sozialgesetzbuch

Vgl.   Vergleiche

Tabellenverzeichnis

1. Einleitung/Hintergrund

Im Gesundheitswesen werden international die Aufgabenverteilungen der verschiedenen Berufsgruppen transformiert (Ayerle et al., 2019). Auch in Deutschland wird es zunehmend schwieriger ältere und chronisch Kranke PatientInnen flächendeckend zu versorgen. Daneben steigt der Anteil der älteren Menschen wobei die Zahl der Hausärzte eine abnehmende Tendenz aufweist (BvMed, 2013). Es werden „Finanzierungsprobleme und wirtschaftlicher Druck mit dem Ziel, den Personaleinsatz effektiver und effizienter zu machen" als Gründe für eine Tätigkeitsverteilung aufgeführt (DGIM, 2012). Auch Köppe (2013) nennt eine fehlende Arbeitszufriedenheit bei ÄrztInnen und Pflegepersonal, eine größer werdende Komplexität durch den medizinischen Fortschritt, veränderte Bedürfnisse von PatientInnen, die Sicherung patientenorientierter Betriebsabläufe, bereits bestehende regionale Versorgungsengpässe, veränderte Arbeitsbedingungen im Gesundheitswesen und die Ausschöpfung der Qualifikation von Pflegekräften als weitere Faktoren die für eine Umverteilung der Aufgabenbereiche sprechen. Eine mögliche Lösung könnte die Unterstützung und teilweise Übernahme der hausärztlichen Aufgaben durch medizinisches Fachpersonal sein (BvMed, 2013). Dadurch würden die bisherigen Kompetenzen der Pflegenden durch die Übernahme bestimmter Tätigkeiten erweitert werden, die bisher ÄrztInnen vorbehalten gewesen sind (Ayerle et. al., 2019). Bereits 2007 wurde im Sachverständigen-Gutachten „Kooperation und Verantwortung. Voraussetzungen einer zielorientierten Gesundheitsversorgung" eine Kompetenzaufwertung der nichtärztlichen Berufe empfohlen. Anschließend wurden mit § 28 SGB V und § 63 Abs. 3c SGB V die Grundlagen hierfür gelegt (BvMed, 2013). Mit § 63 Abs. 3c SGB V wurde in Deutschland 2011 die Möglichkeit geschaffen durch Modellprojekte die selbstständige Ausübung von Heilkunde durch Berufsangehörige der Kranken- und Altenpflege zu testen (Ayerle et al., 2019). Allerdings gestaltet sich die Umsetzung als schwierig. Im Bereich der Delegation an medizinisches Fachpersonal gibt seit einigen Jahren mehrere Projekte die erfolgreich laufen und großen Anklang finden. Jedoch gibt es bisher im Bereich der Delegation und Substitution an Pflegefachkräfte kein einziges Modellvorhaben nach § 63 Abs. 3c SGB V. Als mögliche Ursachen werden ungeklärte Fragen zur Haftung, Qualifizierung, Budgetverantwortung und Honorierung genannt (BvMed, 2013). Auch eine mangelnde Akzeptanz, festgefahrene Rollenverteilungen, erschwerte bürokratische Prozeduren und ein unzureichender Gesetzeslaut erschweren die Umsetzung dieses Projekts erheblich.

Diese Arbeit gibt einen kurzen Überblick über den Hintergrund des § 63 Abs. 3c SGB V, die bisherige Ausgestaltung und die Chancen und Nachteile die sich hieraus ergeben.

2. Gesetzliche Regelungen

2.1. Definition

Nach § 63 Abs. 3c SGB V können Angehörige der Alten- und Krankenpflegeberufe unter bestimmten Voraussetzungen innerhalb einer Modellvorgabe selbstständig Heilkunde ausüben. Die detaillierte Regelung der Übertragung von ärztlichen Tätigkeiten auf diese Berufsgruppen wurde durch den gemeinsamen Bundesausschuss am 22. März 2012 mit einer Richtlinie ausgestaltet (BvMed, 2013). Demnach können Ärzte für fünf Indikationen an Pflegefachkräfte heilkundliche Tätigkeiten übertragen. Diese verantworten dann sowohl haftungsrechtlich, wirtschaftlich als auch fachlich ihr Handeln selbst (DGIM, 2012). Die Richtlinie ist in einen Allgemeinen Teil und in einen Besonderen Teil gegliedert. Im allgemeinen Teil wird die Beantragung und Durchführung von Modellvorhaben geregelt (Köppe, 2013). Im besonderen Teil wird ein abschließender Katalog von diagnose- und prozedurenbezogene ärztlichen Tätigkeiten aufgelistet, die übertragen werden können. (BvMed, 2013).

Es handelt bei den *diagnosebezogenen Tätigkeiten*, um Patienten mit Typ 1 und Typ 2 Diabetes, Patienten mit chronischen Wunden, Hypertonie und Demenz. Damit selbständige Heilkunde ausgeübt werden darf, ist eine Qualifikation nach § 63 I SGB V i.V.m. § 4 Abs. 7 Krankenpflegegesetz beziehungsweise § 4 Abs. 7 Altenpflegegesetz notwendig. Ist diese Voraussetzung gegeben, können die Pflegefachkräfte therapeutische Maßnahmen bei den im Katalog genannten Fällen übernehmen, Pflegehilfsmittel, Verbands-, Wundmaterialien und Materialien zur Insulinbehandlung verordnen sowie vertragsärztliche Überweisungen zur weiterführenden Diagnostik Veranlassen. Auch die Entscheidung über konkrete Vorgehensweisen, konservatives Vorgehen und weitere einzuleitenden Maßnahmen sollen selbstständig übernommen werden (DGIM, 2012).

Im Bereich der *prozedurenbezogenen Tätigkeiten* sind beispielsweise Blutentnahmen, die Durchführung von Infusions- und Injektionstherapien, das Legen und Überwachen von bestimmten Sonden und Kathetern, die Verordnung und Versorgung mit Medizinprodukten, die beim Legen von Ableitungen, Entlastungen oder Zugängen benötigt werden, die Überwachung und Verabreichung enteraler Ernährung, die Schmerztherapie sowie das Überleitungsmanagement in weiterbehandelnde Einrichtungen übertragbar. Voraussetzung hierfür ist aber eine ärztliche Verordnung.

Die Diagnose und Indikationsstellung bleiben folglich in ärztlicher Hand (BvMed, 2013).

2.2. Problematik

Der Gesetzgeber spricht im § 63 Abs. 3c SGB V von „Übertragung". Ob hiermit Delegation und/oder Substitution gemeint ist, lässt sich aus dem Wortlaut nicht erkennen. Auch nicht welche Intention der selbständigen Ausübung von Heilkunde zugrunde liegt. Der G-BA äußerte sich hierzu, dass ausschließlich die Substitution gemeint ist, indem auf die Gesetzesbegründung zum Pflege-Weiterentwicklungsgesetz (BR-Drs. 718/07) hingewiesen wurde. Aus dem Gesetzestext allein lässt sich dies allerdings nicht ableiten (BÄK, 2011) und es erfolgte bisher auch keine Präzisierung der Heilkundeübertragungsrichtlinie. Besonders im Hinblick auf das Haftungsrecht und die Delegationsgrundsätze nach § 28 Abs. 1 SGB V (360 ° Pflege, 2016). Daraus folgt, dass die gesetzliche Vorgabe, den verschiedenen Akteuren eine willkommene Vorlage liefert, um ihre gegensätzlichen Ansichten durch Interpretation des ungenau formulierten Gesetzestextes darzulegen (Siebig, 2011).

2.3. Begrifflichkeiten

2.3.1. Delegation
Es wird durch nichtärztliches Personal ärztlich veranlasste Aufgaben übernommen und stellvertretend für den Arzt ausgeführt (Bohne, 2012). Nach Bräutigam et al. (2014) hat die Delegation stark zugenommen. Auch die verschiedenen Tätigkeiten sind vielseitig. Es werden Aufgaben wie die der Wundbehandlung, intravenöse Arzneimittelapplikationen, Wechsel des Dauerkatheters bis hin zu unterstützenden Maßnahmen der Diagnostik, wie beispielsweise Blutentnahme und EKG, intravenöse Arzneimittelapplikation übernommen (ebenda.). Für eine rechtmäßige ärztliche Anordnung sind hier allerdings die Delegationsgrundsätze zu beachten (Anordnungspflicht, Instruktionspflicht, Dokumentationspflicht, Überwachungspflicht). Die Gesamtverantwortung liegt beim anordnenden Arzt (360 ° Pflege, 2016). Die Pflegefachkraft entscheidet also nicht über das „Ob", sondern lediglich über das „Wie" (Siebig, 2011).

2.3.2. Substitution
Die Anwendung der heilkundlichen Tätigkeiten wird selbständig und ohne ärztliche Veranlassung von qualifizierten, nicht ärztlichen Fachkräften übernommen (360 ° Pflege, 2016). Der Unterschied zur Delegation ist, dass die Anordnungsbefugnis der Übertragenen Tätigkeit eben nicht mehr bei Arzt/in liegt, sondern die Entscheidung über das „Ob" durch die Pflegefachkraft erfolgt. Hieraus ergibt sich, dass der/die Arzt/in bei der Substitution dauerhaft durch die Pflegefachkraft ersetzt wird. Diese übt die Heilkunde selbständig aus. Damit einher geht die Übernahme der zivilrechtlichen Haftung durch die Pflegefachkraft, der die Leistung übertragen wird (Siebig, 2011).

3. Beschreibung der Möglichkeiten aus dem Modellvorhaben

3.1. Möglichkeiten die sich aus diesem Modellvorhaben ergeben könnten:

Wie unter Punkt 1 erwähnt, wurde bereits 2007 vom Sachverständigenrat eine effizientere Zusammenarbeit zwischen den Gesundheitsberufen gefordert. Die Möglichkeiten, die sich hieraus ergeben könnten, sind breit gefächert. Mit einem optimalen Einsatz von personellen Ressourcen können die Potentiale der verschiedenen Berufsgruppen für eine vorteilhaftere und effektivere Gesundheitsversorgung ausgeschöpft werden. Die steigenden Erwartungen der Patienten, die demographische Entwicklung, Veränderungen im Morbiditätsspektrum, eine fortschreitende Spezialisierung und vielfältige technische Möglichkeiten, die sich in der Arbeit in der Gesundheitsbranche neu entwickeln, könnten durch bessere Aufteilung und Zuständigkeiten sinnvoller erbracht werden. Sekundär betrachtet, könnte eine stärkere Einbeziehung nicht-ärztlicher Gesundheitsberufe einem Ärztemangel vorbeugen. Da innerhalb der verschiedenen Berufsgruppen im Gesundheitswesen·die aktuelle berufliche Situation zunehmend als unbefriedigend empfunden wird, könnte ein Neuzuschnitt von Tätigkeiten, allen an der Gesundheitsversorgung Beteiligten zugutekommen (SVR, 2007). Gleichzeitig würde man den Beruf der Pflegefachkraft durch mehr Verantwortung, eine akademisierte Ausbildung und eine selbständigere Arbeitsweise aufwerten und somit eine höhere Attraktivität für Berufseinsteiger bewirken (Köppe, 2013). Mit Hilfe neuer Aufgabenverteilungen und einer verbesserten, sektorenübergreifenden Koordination und Kooperation zwischen allen am Behandlungsablauf Beteiligten, könnten derzeitige Versorgungsdefizite minimiert und eine Steigerung von Qualität, Sicherheit und Wirtschaftlichkeit erreicht und in sämtlichen Bereichen der Gesundheitsversorgung Kosten eingespart, optimiert oder sinnvoller umverteilt werden (SVR, 2007; Köppe, 2013). Dies hätte außerdem zur Folge, dass durch den effizienteren Personaleinsatz weniger Mehrbelastung für die Arbeitnehmer entstehen würde mit sinkenden Personalkosten für die Arbeitgeber. Beispielsweise würden durch eine qualitativere ambulante Behandlung von chronisch kranken Menschen die Krankenhausbehandlungen/Einweisungen zurückgehen, das dortige Personal entlastet und bei den betreffenden Patienten eine Zufriedenheit mit der Behandlung einhergehen (Köppe, 2013).

3.2. Problematiken die sich aus diesem Modellvorhaben ergeben könnten:

3.2.1. Haftung

Bezogen auf die Arbeitsteilung besteht ein hohes Maß an Rechtsunsicherheit vieler Beschäftigter und Träger von Einrichtungen im Gesundheitswesen. Ganz besonders zwischen den Ärzten und den Pflegefachkräften (SVR, 2007). Probleme sieht Bahner (2017) bei der Substitution in der eigenen straf- und zivilrechtlichen Haftung. Dies könnte eine abschreckende Wirkung, was die Berufswahl betrifft, mit sich ziehen. Was die Delegation angeht, könnte es zu Schwierigkeiten bei der Abgrenzung von delegationsfähigen und nicht delegationsfähigen ärztlichen Tätigkeiten kommen. Auch dies hätte haftungsrechtliche Folgen.

3.2.2. Ausbildung

Ein weiterer Punkt ist, dass die Übernahme neuer Aufgaben oder eine geänderte Verantwortung/Haftung eine Anpassung der jeweiligen Primärqualifikationen der einzelnen Berufe oder eine entsprechende Weiterbildung voraussetzen (SVR, 2007). Problematisch ist, dass eine Vielzahl von Tätigkeiten, die bisher seit Jahrzehnten selbstverständlicher Anteil pflegerischer Leistungen und der Pflegeausbildung waren, unter Arztvorbehalt gestellt werden, um sie dann im Rahmen dieser Richtlinie auf spezifisch qualifizierte Pflegefachpersonen zu übertragen. Demnach bedeutet diese Regelung, dass die Fachkräfte, die nicht gesondert geschult sind, die aufgelisteten Maßnahmen in Zukunft nicht mehr durchführen dürfen. Außerdem können die Betreffenden nicht durch Weiterbildung die mangelhafte Befähigung kompensieren, weil die Modellversuche ausdrücklich an eine Erstausbildung gekoppelt sind (DGP, 2011). Auch wird nicht auf die bereits bestehenden Weiterbildungsberufe wie zum Bespiel des/der Wundexperten/in; Diabetesberater/in etc. eingegangen (Köpper, 2013). Wegen der mangelhaften Ausprägung von interprofessioneller Standardisierung in Deutschland, wird die Zusammenarbeit und Delegation erheblich erschwert. Inhaltlich zielen die Ausbildungen sämtlicher Gesundheitsberufe ungenügend auf eine Kooperation und Zusammenarbeit ab. Bis heute sind die Ausbildungsinhalte der verschiedenen Berufe nicht aufeinander abgestimmt. Diese Unsicherheit, ein fehlendes Wissen über die Aufgaben und das Fachwissen der jeweils anderen Berufsgruppen und eine fehlende Standardisierung führt auf einer Seite dazu, dass Aufgaben unter dem eigenen Ausbildungsniveau erledigt werden und kann auf der anderen Seite zu einer unnötigen Patientengefährdung, einer Verschlechterung der Versorgungsqualität und folglich einer ineffizienten Krankenversorgung beitragen (SVR, 2007).

Bisher hat lediglich die Martin-Luther-Universität Halle-ein Alleinstellungsmerkmal, um das Modellvorhaben nach § 63 Abs. 3c SGB V durch einen primär qualifizierenden Pflegestudiengang umzusetzen. Da die Voraussetzungen aus dem Krankenpflegegesetz zur Umsetzung der Ausbildung recht umfassend sind, könnte dies der Grund dafür sein, dass sich andere Universitäten oder Ausbildungseinrichtungen bisher zurückgehalten haben (Ayerle et al., 2019).

3.2.3. Qualitätsminderung

Durchgehend deutlich ist ärztlicherseits die Ablehnung der Substitution (Gerst, 2015; DGIM, 2012; BÄK, 2011; Lüder, 2013). Die Bundesärztekammer beispielsweise, ist strikt gegen eine „Lockerung des Arztvorbehalts für medizinische Diagnostik und Therapie". Als Begründung werden eine Gefährdung der Patientensicherheit, der Versorgungsqualität und der Rechtssicherheit genannt. Außerdem würde es durch eine Aufgabentransformierung zu neuen Versorgungsebenen kommen die eine „weitere Zersplitterung der Versorgungslandschaft, die Schaffung neuer Schnittstellen, der Verlust von Informationen und ein gestiegener Bedarf an Koordination" mit sich bringen würde. Evidenzen, die dies belegen, gibt es nicht. Die Ausweitung von Delegationsmöglichkeiten mit entsprechender Qualifikation des nicht-ärztlichen Personals sei allerdings zu begrüßen. Auch einer interprofessionellen Kooperation mit anderen Berufsgruppen im Gesundheitswesen, ist nach der Bundesärztekammer nichts entgegenzusetzen, solange die Ärzteschaft ihre aktuellen Kompetenzen beibehalten (BÄK, 2011). Auch die Deutsche Gesellschaft für Innere Medizin e. V lehnt die Substitution ab. Hier befürchtet man, „dass ein teurer Arzt und hoch qualifizierte DiabetesberaterInnen durch eine billigere Lösung ersetzt werden sollen". Dies (...) bedeutet einen Rückschritt in der Behandlung von Menschen mit Diabetes". Sämtliche Indikationen des Modellprojektes seien ausschließlich ärztliche Aufgaben und es sei daher eine Qualitätsminderung und eine unerwünschten Leistungsausweitungen mit entsprechenden Kostenfolgen zu erwarten (DGIM, 2012). Demnach bestehe nach Bahner (2017) sogar die Gefahr der Zwei-Klassen-Versorgung.

4. Abschließende Bewertung und Zusammenfassung

Insgesamt ist zu erwähnen, dass es bezüglich der Substitution von ärztlichen Aufgaben auf Pflegefachkräfte in Deutschland auch nach knapp zehn Jahren kein Modellvorhaben gibt. Ob die erhoffte verbesserte Gesundheitsversorgung durch eine Aufgabenneuverteilung eintreten bleibt abzusehen, da es an empirischer Evidenz fehlt (SVR, 2007). Sieht man sich Daten aus einem Cochrane Review von Laurant et al. (2018) mit 18 randomisierten kontrollierte Studien an, wo die Auswirkungen der Substitution ärztlicher Tätigkeiten durch Pflegende untersucht worden sind, lässt sich ableiten, dass durch eine pflegerische Versorgung im Vergleich zur ärztlichen Versorgung vermutlich ähnliche oder bessere Gesundheitsergebnisse für die PatientInnen erreicht werden (Vgl. Tabelle 1). Ähnliche Ergebnisse konnten in einer systematischen Übersichtsarbeit mit Meta-Analyse (Martinez Gonzalez et al., 2014) gezeigt werden, wo 24 randomisierte kontrollierte Studien mit insgesamt 38.974 TeilnehmerInnen sowie zwei ökonomische Analysen mit eingeschlossen wurden (vgl. Tabelle 1) (Ayerle et al., 2019).

Tabelle 1: Übersicht der Datenerhebungen

Quelle	Studien und Teilnehmer	Effekte	Evidence-Level (GRADE)	Interpretation
Laurant et al. (2018)	8 Studien 36.529 Teilnehmer	Mortalität: Relatives Risiko 0,77 mit $CI_{95\%}$ von 0,57 bis 1,03	Niedrig	Die pflegerische Grundversorgung bedingt bei bestimmten Patientengruppen im Vergleich zur ärztlichen Versorgung einen Trend zu weniger Todesfällen.
	8 Studien 36.529 Teilnehmer	Blutdruck systolisch: Mittelwertdifferenz −3,73 mmHg mit $CI_{95\%}$ −6,02 bis −1,44	Mittel	Der Blutdruck war in der von Pflegenden geleiteten Primärversorgung leicht verbessert, ebenso wie Schmerzen bei Patienten mit Rheuma, Körperfunktionen und Cholesterol-Spiegel.
		Blutdruck diastolisch: Mittelwertdifferenz −2,54 mmHg mit $CI_{95\%}$ −4,57 bis −0,52		
		HbA1c-Spiegel: Mittelwertdifferenz 0,08 mit $CI_{95\%}$ −0,25 bis 0,41		
	7 Studien 16.993 Teilnehmer	Patientenzufriedenheit: Standardisierte Mittelwertdifferenz 0,08 mit $CI_{95\%}$ 0,01 bis 0,15;	Mittel	Die Patientenzufriedenheit ist ebenso wie die Lebensqualität in der pflegerisch geführten Primärversorgung wahrscheinlich etwas höher.
	6 Studien, 16.002 Teilnehmer	Lebensqualität: Standardisierte Mittelwertdifferenz 0,16 mit $CI_{95\%}$ 0,00 bis 0,31	Niedrig	
Martinez-Gonzalez et al. (2014)		Patientenzufriedenheit: Standardisierte Mittelwertdifferenz 0,18 mit $CI_{95\%}$ 0,13 bis 0,23		Insgesamt fanden sich höhere Werte für die Zufriedenheit der Patienten mit der pflegerischen Versorgung in RCTs mit einmaligem Kontakt oder in der Notfallversorgung, bei kurzem Follow-up (weniger als 6 Monate) und in kleinen Studien (N ≤ 200).
		Krankenhausaufnahme: Relatives Risiko 0,76 mit $CI_{95\%}$ 0,64 bis 0,91		Bei pflegerischer Betreuung konnte das Risiko einer Krankenhausaufnahme sowie die Mortalität bei RCTs mit laufender oder nicht-dringender Versorgung, bei längerem Follow-up (mindestens 12 Monate) und bei größeren RCTs (N > 200) reduziert werden.
		Mortalität: Relatives Risiko 0,89 mit $CI_{95\%}$ 0,84 bis 0,96		

Quelle: Pflegereport (2019)

Allerdings ist zu beachten, dass eine Übertragbarkeit von Modellen der Substitution von heilkundlichen Aufgaben aus anderen Ländern schwierig ist, weil die Ausbildungen, die Kompetenzen, die Versorgungsstrukturen, die Vergütungsregelungen und auch die gesetzlichen Vorgaben sehr unterschiedlich sein können (Ayerle et al., 2019). Insgesamt veranschaulichen die Daten aber, dass eine Transformation von Kompetenzen und Aufgabenbereichen in der Tat zu einer verbesserten Gesundheitsversorgung, Patienten- und Arbeitszufriedenheit und zu einer höheren Versorgungsqualität führen kann. Auch trägt eine Bessere Aufgaben- und Kompetenzverteilung zu weniger Arbeitsbelastung der jeweiligen Gesundheitsberufen bei und es besteht die Möglichkeit den Pflegenotstand als auch den Ärztemangel zu kompensieren. Damit allerdings eine nachhaltige Verbesserung erfolgen kann, ist es erforderlich, dass die betreffenden Parteien Bereitschaft zum Umdenken zeigen damit ein Paradigmenwechsel erfolgen kann, der die überholten, traditionellen Rollenverteilungen und Verfahrensweisen betrifft. Da dieses Thema immer noch eine hohe Brisanz aufweist, empfiehlt es sich die Veränderung der Tätigkeitsbereiche langsam umzusetzen(z.b. erst Delegation dann ein Übergang zur Substitution) (SVR, 2007). Die Arbeitsteilung ist in anderen Ländern viel weiter entwickelt. Ob in den USA, den Niederlanden, Kanada, Australien, Neuseeland, Großbritannien, Finnland oder Irland (Maier et al., 2016). In vielen Ländern ist der Skill Mix (Mischung aus Gesundheitsberufen und deren Fähigkeiten) weit fortgeschritten (Freund et al., 2015; Maier et al., 2018a; Maier et al., 2018b). Aus diesem Erfahrungsschatz kann Deutschland sehr profitieren bei der Entwicklung eines passenden Versorgungsmodells (Ayerle et al., 2019). Denn unklar ist, ob die hochqualifizierten Fachkräfte lediglich delegierte Tätigkeiten für die Ärzteschaft ausführen möchten. Aber auch auf ärztlicher Seite findet ein Umdenken statt. Laut einer Befragung bewertete die Mehrheitlich von Medizinstudierenden eine eigenverantwortliche Übernahme bestimmter bisher ärztlicher Tätigkeiten durch Pflegefachkräfte und medizinische Fachangestellte als positiv unter der Prämisse, dass eine gute Qualität gewährleistet sei (Gerst, 2015).

5. Literatur

Ayerle, Langer, Meyer (2019): Selbstständige Ausübung von Heilkunde durch Pflegekräfte. Erschienen im Pflege-Report 2019 – Mehr Personal in der Langzeitpflege–aber woher? Verfügbar unter: https://link.springer.com/content/pdf/10.1007%2F978-3-662-58935-9.pdf (25.12.2019)

Bahner (2017): Die Heilkundeübertragungsrichtlinie: Möglichkeiten, Chancen und rechtliche Risiken der Wundversorgung nach der HÜR. Verfügbar unter: http://beatebahner.de/lib.medien/Vortrag%20Heilkundeuebertragungsrichtlinie.pdf (31.12.2019)

BÄK (Bundesärztekammer), (2011): Autor: Klakow-Franck: Stellungnahme der BÄK gemäß § 91 Abs. 5 SGB V und § 63 Abs. 3c Satz 4 SGB V zur Richtlinie des GBA über die Festlegung ärztlicher Tätigkeiten zur Übertragung auf Berufsangehörige der Alten- und Krankenpflege zur selbstständigen Ausübung von Heilkunde. Verfügbar unter: https://www.bundesaerztekammer.de/politik/stellungnahmen-zu-g-ba/chronologie/2011/festlegung-aerztlicher-taetigkeiten-zur-uebertragung-auf-berufsangehoerige-der-alten-und-krankenpflege-zur-selbststaendigen-ausuebung/ (27.12.2019)

Bohne (2012): Delegation ärztlicher Tätigkeiten: Verfügbar unter: https://beckassets.blob.core.windows.net/product/preamble/11609906/9783631633625_intro_005.pdf (03.05.2020)

Bräutigam, Evans, Hilbert, Öz (2014): Arbeitsreport Krankenhaus- Arbeit und Soziales - Hans Böckler Stiftung-Arbeitspapier 306: Verfügbar unter: https://www.boeckler.de/pdf/p_arbp_306.pdf (03.05.2020)

BvMed (Bundesverband Medizintechnologie e.V), (2013): Delegation ärztlicher Leistungen an nicht ärztliches Personal. Erschienen in MedTech ambulant Nr. 01/13: Verfügbar unter: https://www.bvmed.de/download/medtech-ambulant-13-01-28.-maerz-2013 (21.12.2019)

DGP (Deutschen Gesellschaft für Pflegewissenschaft), (2011): Stellungnahme des Vorstands der Deutschen Gesellschaft für Pflegewissenschaft (DGP) zum Beschluss des Gemeinsamen Bundesausschusses „über eine Richtlinie über die Festlegung ärztlicher Tätigkeiten zur Übertragung auf Berufsangehörige der Alten- und Krankenpflege zur selbständigen Ausübung von Heilkunde im Rahmen von Modellvorhaben nach § 63 Abs. 3c SGB V" vom 20. Oktober 2011: Verfügbar unter: https://dg-pflegewissenschaft.de/wp-content/uploads/2017/04/DGP-Stellungnahme-G-BA-Richtl-Nov..2011-1.pdf (02.05.2020)

DGIM (Deutsche Gesellschaft für Innere Medizin e. V.), (2012): Gemeinsame Stellungnahme der Kommission „Delegation ärztlicher Leistungen" BDI/DGIM. Verfügbar unter: https://www.dgim.de/fileadmin/user_upload/PDF/Publikationen/Archiv/Positionspapiere_und_Stellungnahmen/201110_Stellungnahme.pdf (25.12.2019)

Freund, Everett, Griffiths, Hudon, Naccarella, Laurant M (2015) Skill mix, roles and remuneration in the primarycare workforce: who are the healthcare professionals in the primary care teams across the world? Int J Nurs Stud 52(3): 727–743

Gerst (2015): DELEGATION UND SUBSTITUTION Wer wann wo behandeln darf Das Thema „Substitution ärztlicher Leistung" steht derzeit nicht mehr im Vordergrund bei der Frage, wie die Herausforderung einer guten medizinischen Versorgung bei einem zu erwartenden Ärztemangel bewältigt werden soll: Erschienen im: Deutsches Ärzteblatt: Verfügbar unter: https://www.aerzteblatt.d e/archiv/168564/Delegation-und-Substitution-Wer-wann-wo-behandeln-darf (03.05.2020)

Köppe (2013): SGB V § 63 / Abs. 3c - Die Heilkundeübertragungsrichtlinie- Vorteile für die Patienten und die Gesellschaft? Verfügbar unter: https://www.klinikum-pfeiffer.de/fileadmin/user_upload/files/Dokumente_PDF/Vortraege/4_Koeppe_Heilkundeue bertragungsrichtlinien.pdf (31.12.2019)

Laurant, van der Biezen, Wijers, Watananirun, Kontopantelis, van Vught (2018): Nurses as substitutes for doctors in primary care. -Cochrane Database Systematic Review: Verfügbar unter: https://www.cochranelibrary.com/cdsr/doi/10.1002/14651858.CD001271.pub3/abstract/de #CD001271-abs-0006 (03.05.2020)

Lüder (2013): Substitution statt Delegation Im Rahmen eines Modellversuchs sollen bestimmte ärztliche Leistungen künftig auf Alten- und Krankenpfleger übertragen werden. Wenn Pflegekräfte   den Arzt ersetzen ... erschienen im Hamburger Ärzteblatt: Verfügbar unter: https://www.kvhh.net/media/public/db/media/1/2010/02/200/streckelueder_haebl_01_13 _web.pdf (01.01.2020)

Maier, Aiken (2016): Task shifting from physicians to nurses in primary care in 39 countries: a cross-country comparative study. Eur J Public Health 26(6): 927–934

Maier, Barnes, Aiken, Busse (2016:) Descriptive, cross-country analysis of the nurse practitioner workforce in six countries: size, growth, physician substitution potential: BMJ Open 6(9): e11901

Maier, Batenburg, Birch, Zander, Elliott, Busse (2018a): Health workforce planning: which countries include nurse practitioners and physician assistants and to what effect? Health Policy (New York) 122(10): 1085–1092

Maier, Budde, Buchan (2018b): Nurses in expanded roles to strengthen community-based health promotion and chronic care: policy implications from an international perspective; A commentary. Isr J Health Policy Res 7 (1): 64

Martínez-González, Djalali, Tandjung, Huber-Geismann, Markun, Wensing, Rosemann (2014): Substitution of physicians by nurses in primary care - a systematic review and meta-analysis: Verfügbar unter: https://www.ncbi.nlm.nih.gov/pubmed/24884763 (03.05.2020)

SVR (2007): Sachverständigenrat zur Begutachtung der Entwicklung im Gesundheitswesen 2007: Kooperation und Verantwortung Voraussetzungen einer zielorientierten Gesundheitsversorgung Verfügbar unter: https://www.svr-gesundheit.de/fileadmin/user_upload/Gutachten/2007/Kurzfassung_2007.pdf (31.12.2019)

SVR (2014): Sachverständigenrat zur Begutachtung der Entwicklung im Gesundheitswesen - Bedarfsgerechte Versorgung – Perspektiven für ländliche Regionen und ausgewählte Leistungsbereiche: Verfügbar unter: https://www.svr-gesundheit.de/fileadmin/user_upload/Gutachten/2014/SVR-Gutachten_2014_Langfassung.pdf (25.04.2020)

Siebig (2011): Übertragung von Heilkunde: Eine schwierige Geburt: Verfügbar unter: https://www.g-ba.de/downloads/17-98-3171/2011-11-DieKrankenversicherung_Heilkunde%C3%BCbertragung_Siebig.pdf (29.12.2019)

360° Pflege (2016): Interprofessionelle Kooperation, Substitution und Delegation: Verfügbar unter: https://www.qualifikationsmix-pflege.de/kooperation/substitution-delegation/ (28.12.2019)

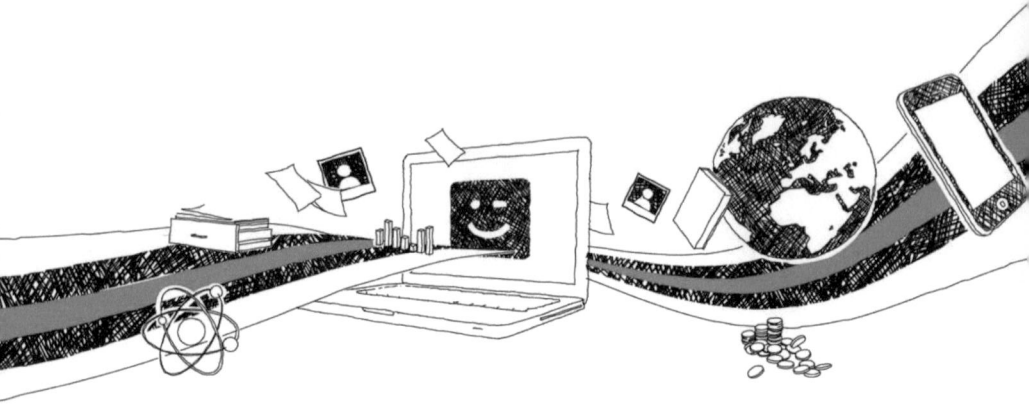
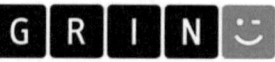